Réflexions et Observations pratiques

SUR

LA BLENNORRHAGIE

ET

LES TRAITEMENTS EMPLOYÉS POUR LA COMBATTRE,

SUIVIE

D'UNE NOTICE SUR LES PLANTES

qui entrent dans la composition

DU MELLITE-AMÉRICAIN,

ADRESSÉE

A L'ACADÉMIE ROYALE DE MÉDECINE,

Par E. DE PAULET-TOURNEMIRE,

Médecin de la Faculté de Paris.

> La récompense la plus juste et la plus conve-
> nable qu'on puisse décerner à ceux qui ont inventé
> quelque chose d'utile, est de ne pas laisser leurs
> découvertes ensevelies dans l'oubli.
>
> GALIEN.

PARIS,

IMPRIMERIE DE BUREAU, RUE COQUILLIÈRE, 22.

1848.

Réflexions et Observations pratiques

SUR

LA BLENNORRHAGIE

ET

LES TRAITEMENTS EMPLOYÉS POUR LA COMBATTRE,

SUIVIE

D'UNE NOTICE SUR LES PLANTES

Qui entrent dans la composition

DU MELLITE-AMÉRICAIN,

ADRESSÉE

A L'ACADÉMIE ROYALE DE MÉDECINE,

Par E. DE PAULET-TOURNEMIRE,

Médecin de la Faculté de Paris.

S'il ne s'agissait ici que d'énumérer les causes qui peuvent donner naissance à la blennorrhagie, ce serait chose facile, et plus facile encore d'énoncer les signes caractéristiques de cette maladie. Mais là, n'est pas l'intérêt des malades ni la difficulté ; celle-ci réside dans la véritable appréciation du degré où de la profondeur de l'inflammation dans le canal de l'urètre, point essentiel, généralement méconnu ou trop souvent négligé dans le traitement de la blennorrhagie, ce qui explique comment celle-ci est si fréquemment suivie d'accidents fâcheux.

En effet, de toutes les maladies dont l'espèce humaine est affligée, il n'y en a pas qu'on traite avec moins d'attention et de principes de l'art, et cependant il n'y en a pas qui entraîne après elle un cortège d'infirmités plus redoutables.

Ainsi, le suintement habituel que le vulgaire désigne sous le nom de goutte militaire, accident extrêmement gênant et disgracieux qui, en vieillissant, peut devenir la source de plusieurs affections très fâcheuses et très rebelles de l'urêtre ; les divers ordres de rétrécissement de ce canal, et les inconvénients qui en résultent ; les fistules urinaires et les désordres qu'elles entraînent ; la tuméfaction, l'endurcissement de la prostate et les terribles conséquences qui s'ensuivent ; le sarcocèle ou engorgement inflammatoire des testicules pouvant donner lieu à l'impuissance, etc., etc., sont presque toujours des résultats d'une ou de plusieurs blennorrhagies qui ont duré longtemps soit par l'effet d'une mauvaise médication ou des fautes commises dans le régime pendant le traitement.

La blennorrhagie est plus ou moins grave et excite des douleurs plus ou moins vives suivant la profondeur des parties affectées : aussi est-elle toujours plus redoutable et plus longue à guérir, quand l'inflammation a gagné les glandes de covvper, la prostate ou la vessie.

Il est donc de la plus grande importance pour bien juger du caractère de la maladie et prévenir les complications toujours fâcheuses pour les malades, d'en distinguer les degrés ; seul moyen aussi de déterminer le traitement convenable.

1° Dans le premier degré, l'inflammation a son siége dans la fosse naviculaire, c'est-à-dire à trois centimètres environ de l'orifice de l'urètre, qui est rouge, gonflé dans tout son contour. La pression qu'on exerce sur la longueur du canal ne doit déterminer de la douleur que sur cette partie seulement ; l'écoulement est blanchâtre, peu abandant, l'émission de l'urine ne produit qu'une légère impression ; dans certains cas néanmoins, elle augmente à ce degré même de la maladie au point d'occasionner une vive cuisson.

2° L'inflammation qui occupe la région de l'urètre intermédiaire entre la fosse naviculaire et la naissance du scrotum ou bourses, et gagne jusqu'aux glandes de covvper, ce que l'on reconnaît à la formation d'une ou de plusieurs petites tumeurs vers le milieu du périnée, constitue le second degré. Il y a tension le long du canal de l'urètre avec un sentiment d'autant plus douloureux qu'on le comprime du doigt : la couleur de l'écoulement est verdâtre, sanguinolent et souvent fétide, l'émission de l'urine cause au malade une douleur cuisante ; le volume du jet de l'urine est beaucoup diminué ; celle-ci sort souvent bifurquée ou en spirale ; le périnée, les aines, les testicules sont douloureux, les érections sont fréquentes surtout pendant la nuit.

3° L'inflammation de la glande prostate qu'indique une douleur vive et fixe, accompagnée d'un sentiment de tension dans les environs de l'anus, forme le troisième degré. Le doigt introduit dans le rectum cause une vive douleur quand on presse sur cette glande, on sent alors la saillie que fait la prostate au dedans de l'intestin. Les envies d'uriner sont plus fréquentes que dans les deux degrés précédents, l'urine sort communément avec beaucoup de douleur et de peine, souvent même goutte à goutte. Les envies continuelles et douloureuses d'aller à la selle rendent la position du malade extrêmement pénible.

4° Enfin, le quatrième degré s'annonce par un malaise considérable qui se termine par une vive douleur qui s'étend dans toute la région de la vessie, et surtout vers son col, et qu'accompagnent de fréquentes et douloureuses envies d'uriner. S'il arrive au malade de rendre un peu d'urine, ce peu est blanchâtre et laisse précipiter par le repos une matière gélatineuse qui se colle fortement au fond du vase. Le périnée est rouge et douloureux, la douleur se continue de chaque côté jusqu'aux lombes, soit qu'elle est sympathique ou que l'inflammation est atteint les uretères et les reins.

Comme on le voit d'après l'exposé que nous venons de faire des divers degrés de la blennorrhagie, le traitement de cette maladie exige beaucoup d'attention, de sagesse et de pénétration. Il ne faut pas s'abuser, ce n'est que par une connaissance exacte et précise des régions de l'urètre affectées que l'on peut souvent prévenir la naissance des symptômes inflammatoires accidentels, et par là, préserver les malades d'une foule de maux. Car comme l'expérience de tous les jours le prouve, les phénomènes consécutifs sont d'autant plus dangereux, que les phénomènes primitifs ont été plus graves, de plus longue durée et ont affecté une plus grande profondeur.

Les premiers conseils à donner ici aux malades sont relatifs à l'hygiène. La nourriture devra consister en bouillons, potages, légumes : on aura soin d'éviter les assaisonnements de haut goût : le café, les liqueurs, et tout ce qui peut donner aux urines un caractère d'acrimonie. On se gardera de tout exercice violent, notamment de celui de la marche forcée, de la danse, de l'équitation, des lectures érotiques qui en amenant des idées voluptueuses pourraient augmenter l'inflammation des régions malades. Ils devront se garantir l'hiver de l'impression du froid sur les parties, ce résultat peut facilement s'obtenir en faisant usage d'un suspensoir chaud et bien fait.

Un conseil que nous ne manquons jamais de donner à nos malades, et que, Swédiaur, recommande dans son ouvrage, c'est de ne toucher la partie malade que le plus rarement possible, et chaque fois qu'on l'a touchée, de se laver les mains immédiatement après, crainte qu'en les portant par inadvertance sur les yeux, au nez ou ailleurs, on ne s'inocule ainsi de nouveaux maux.

CONSIDÉRATIONS PARTICULIÈRES

Sur les traitements employés contre la Blennorrhagie.

Aucune maladie n'a plus fixé l'attention des médecins que la blennorrhagie. Il n'y en a peut-être pas non plus pour laquelle on ait employé un plus grand nombre de remèdes, et pour laquelle aussi, on ait proposé une plus grande quantité de moyens différents pour la guérir : cependant, malgré tant de recherches et de tentatives, les médicaments aujourd'hui usités dans le traitement de cette maladie, se réduisent à un petit nombre ; ce sont les seuls dont nous allons nous occuper ici.

Le baume de copahu, malgré son odeur repoussante et les nombreux accidents qu'il détermine, est le médicament le plus employé dans le traitement de la blennorrhagie ; ce qui prouve combien la thérapeutique spéciale de cette maladie, est pauvre en moyens curatifs.

Si le copahu procure des guérisons, assurément, ce n'est pas en vertu d'un principe spécifique, comme l'ont prétendu quelques médecins, mais seulement par l'action révulsive ou dérivative qu'il opère sur le canal intestinal, les purgatifs drastiques, ne procurent-ils pas les mêmes effets et les mêmes résultats ?

En effet, c'est presque toujours par un trouble plus ou moins prononcé dans l'économie, et par une inflammation plus ou moins vive des muqueuses digestives que ce remède produit la suppression du flux blennorrhagique ; aussi, pour que ce mode d'action soit efficace, faut il pendant un certain temps entretenir ce système d'organes dans un état de phlogose, ce qui n'est pas toujours sans danger pour la santé des malades.

Combien de malades ne voyons-nous pas, qui, après quelques jours de l'administration du copahu, éprouvent des douleurs, des chaleurs d'estomac, des douleurs de reins, des coliques, des digestions pénibles, des vomissements et souvent de la diarrhée, en un mot, tous les signes d'une phlegmasie gastro-intestinale : aussi sont-ils pâles, amaigris et comme épuisés au bout d'une semaine de traitement, et souvent sans amendement aucun dans l'état de leur blennorrhagie.

L'usage du copahu produit assez fréquemment une éruption cutanée plus ou moins étendue ; surtout chez les sujets qui ont les voies digestives en mauvais état. Mais un effet plus fâcheux, heureusement plus rare, c'est son action sur le système nerveux. M. Ricord en cite plusieurs exemples, entr'autres celui d'une jeune femme chez laquelle, dit-il, vingt-cinq grammes de copahu pris en lavement avaient déterminé presque instantanément, une heure après environ, une violente congestion cérébrale avec hémiplégie temporaire.

Cullen, dans son traité de matière médicale, dit qu'il a vu plusieurs fois le baume de copahu produire une véritable inflammation de l'urètre, au point d'occasionner une suppression d'urine. Il dit encore que les forts purgatifs administrés dans la gonorrhée non-seulement enflamment le rectum mais encore portent leur irritation sur l'urètre.

Si de son temps on avait administré le copahu aux doses élevées comme on le fait aujourd'hui et sans avoir égard aux degrés de la blennorrhagie, Cullen aurait indubitablement vu, comme nous, plus d'un cas de dydimite ou d'orchite et autres accidents inflammatoires produits par cette résine.

Le poivre cubèbe est un violent excitant, et son mode d'action thérapeutique est le même que celui du copahu : cependant il produit moins souvent que celui-ci des accidents analogues à ceux que nous venons de mentionner. Comme le copahu, le cubèbe guérit quelquefois la blennorrhagie, mais fréquemment aussi il reste sans action contre elle.

« Le poivre cubèbe, dit M. Lagneau, m'a assez mal réussi dans quelques essais que j'ai tentés. Des blennorrhagies ont reparu après avoir cessé son usage, et dans quelques-autres qu'il n'a pas guéries, il a déterminé des irritations très vives de l'estomac, du canal de l'urètre et de la vessie. »

Le traitement antiphlogistique est sans contredit le plus rationnel et celui qui peut le plus souvent préserver les malades des accidents consécutifs. Aussi nous ne faisons jamais défaut de le mettre en usage concurremment avec le mellite-américain, lorsque la blennorrhagie a atteint le 3me ou le 4me degré.

Les injections au nitrate d'argent ont été grandement vantées dans ces derniers temps comme propres à détruire l'inflammation spécifique en en produisant une autre plus énergique pour annuller entièrement les effets de la première. Quelque avantageuses qu'elles puissent être dans le premier degré de la blennorrhagie, il s'en faut de beaucoup qu'on puisse se permettre de les employer dans le second et surtout dans les deux derniers degrés. On peut dire d'une manière générale que les injections caustiques sont toujours incertaines quant à leur fin, excessivement douloureuses dans leur emploi, qu'elles établissent une inflammation artificielle sur une qui est déjà trop grande, que si on leur donne le degré de force pour éteindre le caractère de l'inflammation première, il peut en résulter des désordres graves dans le canal de l'urètre, tels qu'érosions ou ulcérations, et quelquefois l'inflammation de la prostate, de la vessie et des testicules.

Les injections astringentes aux sels d'alun, de plomb, de zinc, etc., ne sauraient être non plus employées indistinctement dans tous les degrés de la blennorrhagie. Aussi, généralement parlant, quoiqu'elles puissent quelquefois réussir dans le premier degré, il est de la prudence de s'en abstenir dans le plus grand nombre de cas; car fort souvent, au lieu de diminuer l'inflammation, elles l'augmentent, d'où résulte un épaississement de la membrane muqueuse de l'urètre et par suite des rétrécissements chroniques du canal qui donnent lieu à de graves rétentions d'urines; accident qui n'est malheureusement que trop fréquent.

Ce serait ici le lieu de rapporter une quantité d'exemples sur les mauvais effets des injections soit caustiques, soit astringentes dans la période aiguë de la blennorrhagie, si nous n'étions pleinement concaincu que tout médecin les connaît comme nous. Nous allons donc nous contenter de conseiller aux malades de ne jamais faire usage de pareils moyens dans le début de la maladie parce qu'ils sont presque toujours nuisibles sinon dangereux. Au contraire, ces mêmes moyens bien employés peuvent être utiles et mêmes efficaces dans la période non inflammatoire, lorsque l'écoulement n'est produit que par l'atonie ou le relachement de la membrane muqueuse de l'urètre.

Puissent ces réflexions servir à éclairer les malades sur leurs véritables intérêts, contribuer au rétablissement de leur santé et les préserver des maux que nous avons mentionnés en commençant.

Lettre adressée à M. le Président de l'Académie royale de Médecine, lors de l'envoi de ma Notice à cette compagnie savante.

Paris, le 21 août 1847.

A Monsieur le Président de l'Académie Royale de Médecine,

MONSIEUR LE PRÉSIDENT,

Le vingt-trois décembre dernier, j'ai eu l'honneur d'adresser à monsieur le ministre de l'agriculture et du commerce, la formule d'un remède anti-blennorrhagique, désigné sous le nom de *Mellite-Américain,* et une notice rapportant le nombre des blennorrhagies guéries par ce médicament.

Monsieur le ministre a transmis mon travail à l'Académie; la Commission des remèdes secrets a dû l'examiner, et je dois ici témoigner toute ma gratitude à son honorable rapporteur, monsieur Villeneuve, pour la bienveillance avec laquelle il a voulu faire l'essai de mon remède sur un de ses malades; comme cet honorable académicien, j'ai eu la satisfaction de constater de nouveau l'efficacité du mellite-américain.

Aujourd'hui, monsieur le président, mon intention n'étant pas d'attendre la décision que monsieur le ministre pourrait prendre plutard à mon égard, je me reprocherais de garder plus longtemps mon remède secret : comme homme et médecin, je dois à la science et à l'humanité le fruit de mes travaux.

J'ai donc l'honneur, monsieur le président, de vous adresser une notice sur les plantes qui entrent dans la composition de mon remède, deux formules pour sa préparation, et quelques observations pratiques sur des cas de blennorrhagies guéries par son administration.

Puisse ce nouveau moyen thérapeutique, que j'ai l'honneur de soumettre à l'Académie royale de médecine, devenir un objet de pratique, bien convaincu par mes expériences qu'il rendra de très grands services dans le traitement de cette maladie.

J'ai l'honneur d'être avec la plus parfaite considération,

Monsieur le Président,

Votre très humble et très obéissant serviteur.

P. DE TOURNEMIRE.

NOTICE SUR LES PLANTES

Qui entrent dans la composition du Mellite-Américain.

De leur emploi dans le traitement curatif de la Blennorrhagie.

La racine qui fait la base du mellite-américain, appartient au céanothus américanus, de la pentandrie monogynie, du système sexuel de linné; et à la famille des nerpruns, jussieu.

Le céanothus originaire de l'Amérique septentrionale est un arbrisseau peu élevé, à feuilles alternes, ovales, dentelées et à trois nervures; fleurs blanches en grappes terminales, cinq pétales voûtés, baie à trois coques se divisant en trois, les coques ouvertes intérieurement monospermes, imposées sur la base persistante du calice. L'écorce de la racine est épaisse, d'un gris rougeâtre, son bois est blanc et dur.

L'analyse chimique de cette racine nous a donné le résultat suivant: 1° de la matière colorante; 2° du tannin; 3° de la résine en abondance; 4° de la matière grasse; 5° une substance amère dont partie est soluble dans l'alcool, et l'autre dans l'eau.

La racine de ce végétal est employée aux Etats-Unis en décoction contre la gonorrhée qu'elle arrête en quelques jours sans inconvénient, d'après Ferein; elle guérit aussi en moins de quinze jours les maladies vénériennes les plus invétérées. Adanson dit aussi avoir employé avec succès cet arbrisseau de l'Amérique septentrionale dans ces affections.

« Si ces assertions étaient exactes nous aurions dans ce végétal une

» ressource assurée pour le traitement de la syphilis sans mercure.
» (Merat et de lens dict : universel de matière médicale, et de thérapeu-
» tique générale.) »

Depuis longtemps nous avions reconnu la vertu antiblennorrhagique
de cette racine, et quatre ans avant la lecture de cet article vingt-sept
cas de blennorrhagies guéries en cinq ou six jours, nous en avaient
démontré toute l'efficacité.

En France, personne avant nous n'a, que nous sachions, employé
cet arbrisseau contre cette maladie ; pas même Adanson. Voici ce que
ce savant botaniste a écrit touchant le céanothus dans son second volume des familles des plantes, page 302. « On sait que l'espèce de pa-
» liurus que M. Linnœus, appelle céanothus, passe pour le spécifique
» non seulement de la gonorrhée qu'elle arrête en deux ou trois jours
» sans aucune suite fâcheuse, mais même les maladies vénériennes les
» plus invétérées, qu'elle guérit, à ce qu'on prétend, en moins de
» quinze jours, dans la Virginie et le Canada où croit cette plante.
» Page 303, j'ai fait avec assez de succès l'essai des racines et des
» branches du paliurus et du zizyphus de ce pays ci, *au défaut de
» celle d'Amérique qui est trop rare.* »

La racine du céanothus américanus, est-elle aussi efficace contre
la syphilis, qu'elle l'est dans la blennorrhagie ?

Nous ne pourrions répondre affirmativement à cette question n'ayant
par-devers nous que deux cas de chancres vénériens guéris par ce végétal.

Le célèbre Bartram et Pierre Calm, élèves de Linné, ont écrit que
les habitants de l'Amérique septentrionale atteints de maladies vénériennes saupoudrent les ulcères profonds et putrides avec la poudre
de l'écorce interne du céanothus.

Uniquement inspiré par le désir d'être utile à l'humanité, nous
avons voulu recevoir directement de l'Amérique quelques notions
sur la culture et l'usage actuel de cette plante dans ce pays. Un dro-
guiste de New-York a pleinement satisfait à notre demande en nous
adressant le 23 octobre 1846 la note que voici :

Le céanothus américanus ou thé de Jersey, est une petite plante qui
croit dans un état sauvage ; sa racine est-employée en décoction avec
beaucoup d'avantages dans le traitement des maladies vénériennes ;
on prescrit l'infusion des feuilles et des semences pour le mal de gorge
dans la scarlatine, la même infusion est administrée contre la dysen-
terie.

D'après les deux faits qui nous sont acquis, et les diverses citations
que nous venons de faire, il serait de la plus grande importance de
faire expérimenter ce nouveau moyen thérapeutique, et si on parve-

nait à bien constater dans la propriété de ce végétal l'antidote de la syphilis, quel immense service ne rendrait-on pas à l'humanité, en la préservant d'un médicament comme le mercure, presque toujours nuisible aux fonctions de l'économie animale ! « Il est hors de doute qu'on » peut guérir la vérole sans mercure. Quelques médecins blâment » cette méthode par avance et redoutent qu'elle n'est des suites dan- » gereuses. Mais ont-ils fait des essais qui justifient leurs scrupules ? »

Hill.

PALIURE ÉPINEUX.

Le paliurus aculéatus appartient à la pentandrie monogynie, système sexuel de Linné, et à la famille naturelle des nerpruns, juss :

Le paliure originaire des provinces méridionales est un arbrisseau fort élevé, dont les branches sont garnies d'épines disposées deux à deux, l'une longue et droite, l'autre courte et recourbée ; les feuilles sont alternes et presque rondes, à trois nervures, dont l'une traverse la feuille et la sépare en deux ; les deux autres partent de celle-ci vers l'extrémité de la feuille et forment une ovale. Avant leur développement elles sont pliées en deux ; les fleurs sont jaunes, ramassées au haut des tiges ; la capsule qui leur succède est fermée et a trois loges qui contiennent chacune un pepin. L'écorce de la racine est brune, son bois est jaunâtre et très dur.

La racine de cet arbrisseau possède des vertus antiblennorrhagiques incontestables. Comme Adanson, nous l'avons employée plusieurs fois, et toujours avec des résultats satisfaisants. Aussi la faisons-nous entrer dans notre remède comme un *excellent adjuvant*.

PAREIRA-BRAVA.

Le pareira-brava, cissampelos-pareira, plante de la dioécie-monadelphie, linné, famille des ménispermes, jussieu.

La racine de cet arbrisseau, brune extérieurement, jaunâtre à l'intérieur, est ligneuse, grosse, fibreuse, tortueuse, sa coupe transversale présente de nombreux cercles concentriques, traversés par des lignes radiées. Sa saveur est amère.

Cette racine aujourd'hui inusitée parce qu'elle n'est pas un lithontriptique infaillible, comme on le prétendait en 1688, époque de son importation en Europe, n'en est pas moins un puissant diurétique, comme chacun peut l'observer.

Aux Antilles, on la prescrit contre la gonorrhée et les fleurs blanches. Geoffroy dit avoir donné heureusement cette racine à des gens attaqués d'ulcères aux reins et à la vessie, et dont les urines étaient tellement remplies de pus qu'elles ne pouvaient sortir; par l'usage de ce remède, les urines vinrent aussitôt et sans être presque mêlées de pus, etc.

Voulant expérimenter sur nous-même l'action de la racine de pareira-brava, nous avons fait infuser, pendant douze heures, trente grammes de cette racine dans sept cent cinquante grammes d'eau, que nous avons fait réduire d'un tiers, ce qui a donné une décoction semblable par sa couleur et sa saveur à de la bière brune, et que nous avons bu en deux fois le matin à jeun, ayant eu la précaution d'uriner avant. Une heure après l'ingestion de ce liquide, la secrétion de l'urine a été si abondante qu'en deux heures de temps nous avons pu en recueillir quatorze cent trente-trois grammes, très limpide et rougissant à peine le papier de tournesol. L'excitation rénale s'est manifestée durant toute la journée, quoique cependant l'excrétion fut bien moins abondante que dans la matinée.

D'après cette expérience, l'action du pareira-brava sur les voies urinaires nous paraît si manifeste, que c'est pour cette propriété que nous l'avons fait entrer dans notre composition. D'abord pour rendre les urines plus abondantes et partant moins acides, ensuite pour entraîner, si nous pouvons nous exprimer ainsi, sur la muqueuse urétrale, le plus de principes médicamenteux fournis par les deux autres racines.

Par l'heureuse combinaison des plantes que nous venons de décrire, nous avons obtenu de l'administration du mellite-américain dans le traitement curatif de la blennorrhagie chez l'homme et chez la femme, des effets si heureux et si prompts, que nous n'hésitons pas de le recommander comme préférable à tous les moyens employés jusqu'ici contre cette maladie.

Nous voyons fréquemment des malades atteints d'écoulements anciens, qui ont résisté à l'usage du copahu et du cubèbe, être guéris dans l'espace de quatre à cinq jours; et s'il arrive quelquefois que chez des malades, l'effet ne soit pas aussi prompt, le mellite du moins diminue constamment le flux blennorrhagique et continué quelques jours de plus le supprime entièrement.

Mais outre l'action de modifier si avantageusement et en si peu de temps les surfaces muqueuses de l'urètre, affectées de blennorrhagie, les anciens observateurs avaient reconnu comme nous, dans ces végétaux, des vertus éminemment dépuratives, et c'est sans doute à cause de ces propriétés, qu'ils les employaient dans les diverses affections syphilitiques.

OBSERVATIONS

Sur l'emploi et les avantages du Mellite-Américain dans le traitement curatif de la Blennorrhagie.

Nous employons le mellite en boisson et en injections.

En boisson, l'administration ordinaire est de deux à quatre cuillerées à bouche dans un verre d'eau, qu'on réitère trois fois par jour ; le matin à jeun, à midi et le soir en se couchant.

En injections, une cuillerée de mellite dans trois cuillerées d'eau. Le nombre d'injections à faire est de quatre à huit dans les vingt-quatre heures. On ne devra toutefois les pratiquer que lorsque l'inflammation aura été fortement amendée par l'administration intérieure du mellite, ce qui a lieu au bout de quelques jours.

Il est bien établi ici que la quantité de mellite-américain à administrer doit être basée : 1° sur les degrés de la blennorrhagie ; 2° sur son ancienneté, et 3° sur le tempérament des malades. Ce n'est qu'en observant rigoureusement ce précepte que nous parvenons constamment à guérir nos malades dans un espace de temps aussi court.

Quant à l'action du mellite-américain contre la blennorrhagie, elle est toute spécifique, puisqu'il est impossible de saisir aucun phénomène intermédiaire entre son emploi et son résultat curatif.

En effet, les nombreuses observations pratiques que nous avons recueillies nous ont démontré que chez aucun malade l'administration du mellite n'a produit le moindre trouble sur l'organisme, et cependant dans aucun cas l'écoulement ne s'est montré rebelle à son action. Aussi pouvons-nous conclure que de tous les moyens thérapeutiques employés jusqu'à ce jour, aucun n'est certainement aussi efficace et aussi agréable pour son administration, et nous ajouterons aussi exempt d'inconvénients.

Ce serait ici le lieu de rapporter tous les nombreux succès que nous avons obtenus de notre méthode ; mais aujourd'hui cette manière d'agir nous paraît si avilie par le charlatanisme, qu'on nous permettra de nous en abstenir. Nous nous contenterons seulement d'inviter les médecins et les malades de vouloir bien l'expérimenter.

Consultations tous les jours de midi à 3 heures,

Rue de Chartres, 14, près le Palais-Royal.

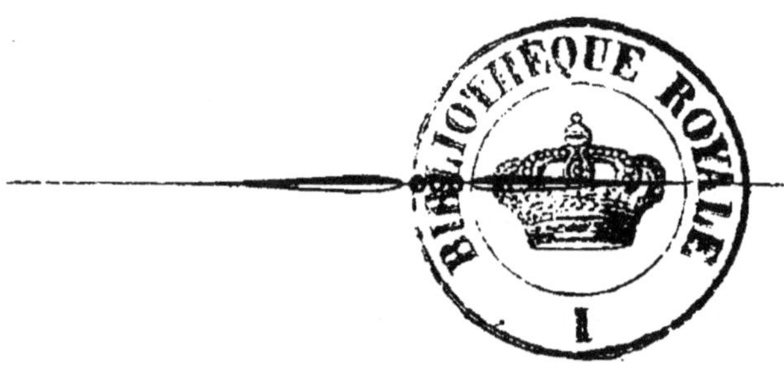

Imprimerie de BUREAU, rue Coquillière, 22.

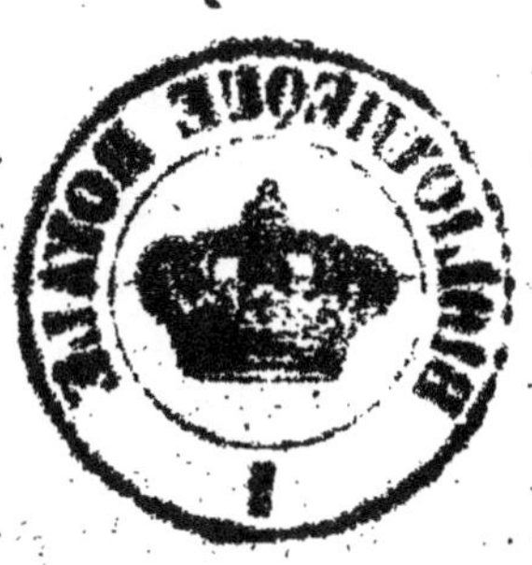